www.thomassonnberger.at

Literaturliste

A. Einstein: Wikipedia
J. Habermas: Theorie des kommunikativen Handelns
D. Kahnemann: Spiegel.de, Wikipedia
E. Kandel: Biologie des Geistes, Suhrkamp
B. Mandelbrot, E. Schrödinger: Wikipedia
M. Planck, R. Clausius, Vimana: Wikipedia

AF272485

Thomas Sonnberger: Das Geheimnis der Leader, Sporternährung, BoD
Thomas Sonnberger: Das Geheimnis der Klarheit, Die Kunst eine Frau zu sein
Thomas Sonnberger: Jus in einer Stunde verstehen, Jus Coaching, BoD
Thomas Sonnberger: Das Geheimnis der Neuronensprache
Thomas Sonnberger: Selbstorganisierende Beziehungen
Thomas Sonnberger: Selbstorganisierendes Schlanksein
Thomas Sonnberger: Superraum Wohn(t)raum – Die Magische Wohnung, BoD
Thomas Sonnberger: Der Magische Garten, Super-(t)raum Gartenraum, BoD
Thomas Sonnberger: Das geheime Leben der Bienen
Thomas Sonnberger: Das geheime Leben der Hunde, Wölfe
Thomas Sonnberger, Selbstorganisierende Rhetorik für Finanzmanager, BoD

Buch zum Seminar

Physik, Mathe in einer Stunde verstehen

3 Dinge,
die uns intelligenter machen

Selbstbewusstsein zuerst
Konzentrieren wie ein
Weltmeister
Selbstorganisierendes Lernen
Rapid Learning

Wenn Sie Fragen haben – wir sind da:

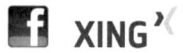

27. Auflage 2017

ISBN: 9783752842289
Herstellung und Verlag: BoD – Books on Demand, Norderstedt

Wir sind,
wie wir die drei
Emotionen nutzen

Glauben Sie, dass ein Designer, Komponist, Musiker schöne Produkte herstellen?

Popmusiker können in kürzester Zeit einen Kontakt zum Publikum herstellen. Und aus drei Tönen machen sie mehr als ein Musiker aus 100 Opern. Großartig

Ein Designer stellt einen Bezug zwischen Werk und Menschen her. Komponisten wie Bach und Maler wie Gauguin konnten eine Beziehung – ja, nahezu eine unglaubliche Liebe und Ruhe – zu den Menschen herstellen.

Warum können Vögel singen?

Von Geburt an können weder die Nachtigall noch der Kuckuck singen. Aber die Tiere haben im Gehirn eine Region, die sich mit Gesang beschäftigt.

Normalerweise singen die Eltern dem Küken ein Lied vor und das junge Tier singt das Lied nach. Vögel können tremolieren, quirilien, dacken, gigitzen, wirbeln.

Wenn das Küken kein Vorbild und keine Beziehung hat, verkümmert auch das Gehirn.

Komplexität, Ego

Was das Gehirn nicht mag, Komplexität

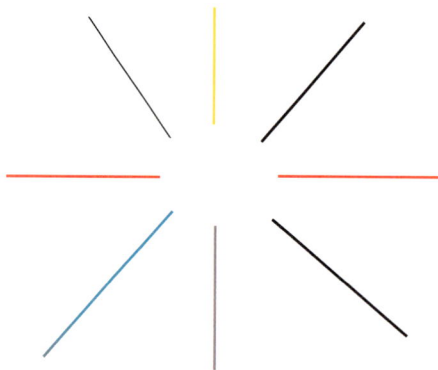

Kreis oder Pfeile?
Unser Gehirn formt eine Wirklichkeit.

Wir sind Gärtner

Die Gärtner in unserem Körper sind die Mikrogliazellen. Sie reduzieren Unnötiges, sie spüren beschädigte Neuronen auf, jäten Zelltrümmer.

Die Masse, der Stamm, die Gliazellen bauen neue Verbindungen (Synapsen) auf, damit neue Triebe – „Früchte" – entstehen.

Harmlos ausgedrückt, denn es ist mehr. Unser Gehirn macht liebend gerne Platz für

* neue Verbindungen und
* starke Leitungen.

Was tun?

Dirigenten gehören zu den Menschen mit der höchsten Lebenserwartung, denn sie bespielen den Körper mit Musik, sprich $E = m*c^2$.

m = Masse, Musikinstrument
* = Schwingung
c^2 = Geist, Musik, Stimmung

Was können wir vom Hypnotiseur lernen?

Er beruhigt die Menschen, reduziert ihre Energie, schaltet das „Ego" aus, um im Körper Ruhe zu bewirken und dadurch eine besondere Energie zu gewinnen: $E = m*c^2$

Kinder, Schüler, Studenten, Mitarbeiter und auch Patienten lernen einfach, wenn ihnen ein fester Bezugspunkt geboten wird, sprich Festigkeit, Geborgenheit, Sicherheit: $m = E/c^2$

Es ist ein normaler Impuls, auf Kritik und Zurückweisung irritiert und betroffen zu reagieren. Denn einem sozialen Wesen kann ablehnendes Verhalten nicht gleichgültig sein. Ein bisschen Grübeln, ist gut, zu viel Grübeln, heißt zu viel „Ego" reduziert die Dominanz, mindert die Merkfähigkeit und die Konzentration.

Wir brauchen ein Ichbewusstsein,

meint

Thomas Sonnberger

Der Regenbogen wartet nicht

Der mehrmalige Champions-League-Gewinner bewirkt Energie (E) durch Ruhe (m), also $E = mc^2$.

m ist die Festigkeit, die Zellstabilität, Potenzial
* ist die Schwingung
c^2 ist das Spiel, die Bewegung

Die Einstellung $E = m*c^2$ ermöglicht die richtige Spannung *folglich* Merkfähigkeit und Konzentration

Jetzt geht es um das Wie

My Home is my Kraftwerk

Wer hat den Durchblick?
Wer führt? Wer liebt?
Wer hat die Kraft? Ist die Symbolsprache die Gehirnsprache?

Im eigenen Heim lässt sich vieles einrichten.
Infos: „Superraum Wohn(t)raum" und Hygge,
Der Magische Garten, BoD.

PS:
Wenn der Zufriedenheitsspeicher (oder die Zeiterfüllung, Balance) leer bleibt, stockt die Energie und es entstehen mindere Leistung, schlechte Noten, üble Launen und Süchte!

Mathematik besteht aus positiven und negativen Zahlen. Auch Emotionen bestehen aus positiven und negativen Kräften. Das wissen die Champions. Wir auch ..
Das ist das Ziel dieses Buches.

Wenn ups and downs eintreten. Was tun?

Auch, wenn es um uns herum YouTube und Face-book gibt – die Vielfältigkeit des menschlichen Ver-haltens ist ein Wunder. Das Problem ist bekannt: Wir bekommen den Glücksspeicher nicht voll.

Trotzdem gelingt es manchen Menschen, eine Sprache, Chemie am menschlichen Körper in einer Woche, den Blues in kurzer Zeit zu lernen.

Trotzdem bleibt einiges beim Alten. Warum? Blutdruck, Unzufriedenheit, Frust steigen!

Die Ausbildung zur Konzentration und Merkfähig-keit ist mit einer athletischen Ausbildung vergleich-bar.

Ein Reim stärkt, weil er das Gehirn vernetzt. (Max-Planck-Institut) Und bringt eine ideale Span-nung in die Zelle.

Stimulanz:
Buchstaben sind das Wissen, die Erkenntnis ist der Klang.

Test: Wie soll es sich anfühlen ..?
       Schreibe es auf oder erzähl es ...

Dominanz:
Wenn ein Instrument schlecht gestimmt ist, dann
heißt das, der Ton ist gedämpft. Mit dem Körper der
Menschen ist es genau so.

Test: Wie soll es sich anfühlen ..?
       Schreibe es auf oder erzähl es ...

Balance:
ist die Ernte, die Zeiterfüllung, der Genuss
Vor dem Einschlafen, kann man sagen: „Die höchste
Kraft schläft in der Stille."

Test: Wie soll es sich anfühlen ..?
      Schreibe es auf oder erzähl es ...

Körper*Flow^2

Kapitel 2

NEUROPHYSIK

Balance

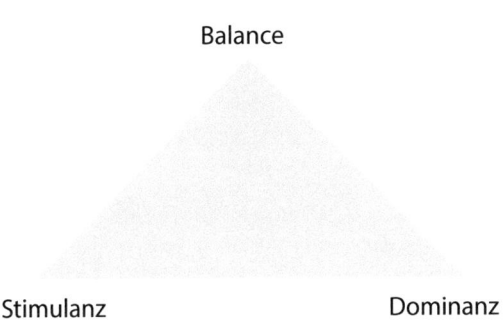

Stimulanz   Dominanz

E m o t i o n e n

N a t ü r l i c h   g l ü c k l i c h

Selbstbewusstsein

Bringt der kleinste Dominostein den größten zu Fall?
Mit den Stimmungen ist es genau so.

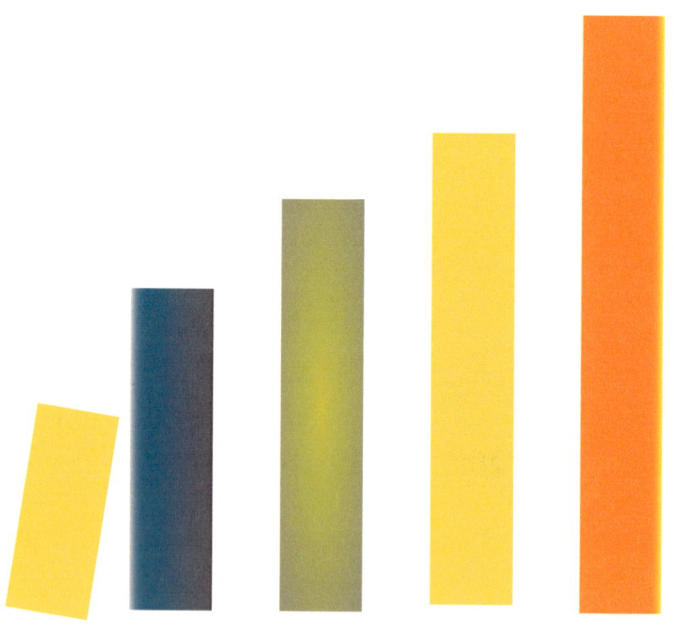

Genau. Du bist viel stärker

14 E =

Magnetisches Feld oder Kraftlinien

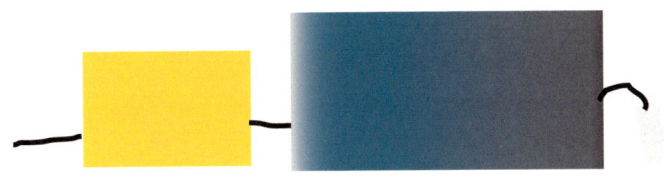

Nadel
(Materie)

Induktion: Durch Spule A wird Strom (Kraft) zu der größeren Spule B geschickt. Die Nadel (Materie), die sich bei Spule B befindet, beginnt sich zu bewegen.

Das Feld ist real.

Deshalb funktioniert auch das Mobiltelefon.☽

3 Punkte, die Ernährung verständlich machen

1.Wasser ist das wichtigste Nahrungsmittel.

2. Bereits nach 2 Bissen Eiweiß ist der Hunger weg.

Joghurt
Schafskäse
1 - 2 weiche (eventuell harte) Eier pro Tag
Eiweiß und Kohlenhydrate sind ein Paar.

3.) Danach Ballaststoffe, Gemüse, Obst, Nüsse (Pistazien) etc.

Vorteile

Die Bauchspeicheldrüse wird entlastet, die Insulin-produktion geschont, T-Zellen (Abwehrzellen) ge-stärkt.
Dadurch schützt Du besser dein Leben, vermeidest sinnlose Krankheiten und veränderst die Flugbahn Deines Lebens.

Was können wir vom Schmetterling, den Bienen lernen?

Was macht die Bienen so energetisch?

- summen?
- tanzen?
- ernten, genießen, ausgleichen?

Raupe   Verpuppung   Schmetterling

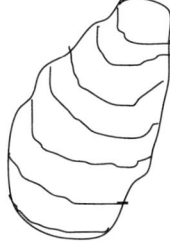

Lass
- den Schmetterling, die Biene erklären wie Kraft, Energie funktionieren.

Danke für die Zeichnung

Wir entscheiden

was uns wichtig ist.

Unter Stress „verengen" sich die Gefäße, entstehen unangenehme Gefühle, ein „Fluchtmodus" baut sich auf.

Wir wollen Handlungen rechtfertigen, harmonisieren, auch wenn es gegen unsere Einstellung ist. Dabei sind wir im Ego gefangen und klagen uns an ...

Dabei sollen wir an uns glauben. Alles, was wir erleben; deuten, interpretieren oder erdichten, formt unser Gehirn zur Wirklichkeit.

Blumen, Poesie, Musik inspirieren uns

Say it, pray it: Musik wirkt doppelt erklärend, indem es den Glauben an uns stärkt und die Stimmung vorhersagt.

- Freude, die heller als die Sonne ist
      Reizintensität checken
- Bewegung, die so stark ist wie die Natur
      Atmung checken
- Genuss, erfüllte Zeit, Ernte

Hintergrund

Es gibt Ausdrücke wie „Schweinehund", „Esel" etc. Damit sind aber nicht Sie selbst gemeint, sondern ein exogener Rhythmus. Das ist nicht unser Rhythmus, sondern ein Rhythmus, den wir uns reingezogen haben.

Habituation
kann dazu führen, dass erlernte Alarmreize aus der Umwelt zu keiner Reaktion führen.
Habituation (Totstellreflex) tritt dann ein, wenn ich fleißig trainiere und trotzdem stellt sich kein Erfolg ein.

Das kann bedeuten, dass

* wir die gleichen lustlosen Übungen machen
* wir das gleiche lustlose Essen zu uns nehmen
* Tiere (auch wir) bei Gefahren liegen bleiben
* wir keine Freude entwickeln
* Bewegung keine echte Lust und Freude bereitet
* Merkfähigkeit und Konzentration werden diffus

3 Dinge, die uns intelligenter machen

Bei der Blume funkt es:

* Stimulanz: Blüte = Licht
* Dominanz: Stamm, Blätter = Wachstum
* Balance: Erde = Ausgleich, Durchlässigkeit hält jedem Regen stand

Was machen Modeschöpfer, Künstler?

Ein Bild berührt unseren Geist, weil es die Masse, die Grenzen ausloten und verschieben kann. Es kann eine Landschaft – die „innere Heimat" – aufbauen. Einigen Künstlern, Kommunikatoren gelingt die Kombination aus Materie und Geist, die wir Magie nennen.

Unser Ich ist zu 99 Prozent sozialisiert. Wir haben ungefähr 60.000 Gedanken pro Tag. Davon sind 75 % unwesentlich, 22 % negativ und lediglich 3 % positiv.
Wieso machen wir aus einem Tiger einen Esel oder sonst was?

– Also, lassen wir den Heckmeck oder das Muster.

Wer glaubt, er ist zu klein, hat noch nie eine Nacht mit einem Mosquito verbracht.

Sprichwort

Autoweltmeister und Sportler

Der Autoweltmeister übt die Balance, die Durchlässigkeit, indem er negative und positive Emotionen
erkennt und sortiert.

Eine lockere, durchlässige Erde hält einem Platzregen
stand. Durchlässigkeit oder die Wechselwirkung von
Geist und Körper bewirken Energie, die wir brauchen.
2

„Leben ist mir zu wenig",
sagt der Schmetterling.
„Ich möchte fliegen, Blumen und Sonne."

Hans Christian Andersen

Das Wort ist ein Donner oder
ein Glühwürmchen.
Das Wort ist mächtig.

Marc Twain

Was ist unser Fehler?

- Wir nützen Licht und Nacht zu wenig
- Wir glauben zu wenig an uns
- Wir regeln die Spannung zu wenig

Wenn wir zuerst an uns glauben, wird das Hormon Dopamin, das Glückshormon der Führungskräfte, ausgeschüttet. Genau das braucht man, damit der Funke zum Lernen mit Lust überspringt.

Was tun?

▲ Stimulanz: Bewusstsein, Freude, Spannung regeln

▲ Dominanz: Zuerst an sich glauben.
   Dopamin wird ausgeschüttet.
   Genau das brauchen wir zum Lernen.

▲ Balance: Durchlässigkeit, Erdung

Rhetorik ist Gewinn

Je fester ein Bild ist, desto weniger Fragen stellen wir, weil klar ist, was es ist.

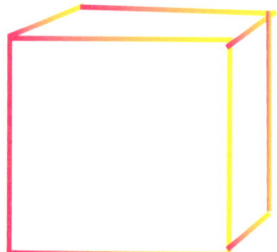

1) Ein Würfel, ein Dreieck, das Fundament (ein Körper), eine Mausefalle vermitteln Klarheit.
Eine Frage erübrigt sich.

2) Die Linie liebt das lebendige, offene Denken, um ein Thema durchzusetzen. Starte mit einer Zeichnung, Skizze auf Papier. Also, gib den Gedanken einen guten Pass.

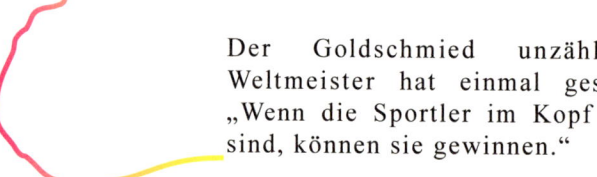

Der Goldschmied unzähliger Weltmeister hat einmal gesagt: „Wenn die Sportler im Kopf frei sind, können sie gewinnen."

Wenn die Stimmung im Sinkflug ist, dann Fragen mit den fundamentalen Feststellungen kombinieren:
Frage nach:

*   „den Beispielen
*   den möglichen Vorteilen
*   der Quelle."

Fragen sind definitiv notwendig, möglicherweise unangenehm, da sie die Effizienz in Frage stellen ...

Ideen

Der Überblick ist es

Mathematik ist das Sortieren von positiven und negativen Zahlen. Will heißen, einmal gibt es ein Plus und einmal gibt es ein Negativ. Einmal mehr und einmal weniger. Das wissen die Meister.

Runden von Zahlen

Über 5 runden wir auf

Jetzt will ich mehr
79 runden wir auf 80
66 runden wir auf 70
27 runden wir auf 30

Unter 5 runden wir ab:

Jetzt will ich weniger:
21 runden wir auf 20
12 runden wir auf 10
91 runden wir auf 90

Jetzt will ich mehr:
1599 ist größer als 999
23 ist größer als 10
100 ist größer als 70

Jetzt will ich weniger
60 ist kleiner als 70
200 ist kleiner als 300
100 ist kleiner als 112

Kombinationen

Jetzt will ich weniger
Durch welche Zahl muss ich 10 dividieren, um 5 zu erhalten? 50
$x = 10*5$
$50 = 10*5$

Von welcher Zahl muss muss man 10 subtrahieren, um 20 zu erhalten? 30
$x = 10 + 20 = 30$
$20 = x - 10$
$20 = 30 - 10$

Jetzt will ich mehr, also, dazugeben
Welche Zahl muss man zu 10 addieren, 20 zu erhalten? 10
$x = 20 - 10$
$10 = 20 - 10$

Welche Zahl muss man mit 10 multiplizieren, um 20 zu erhalten? 2
$x = 20:10$
$2 = 20:10$

$50+10: (7+3) > (50+10:5) + 3$

Winkel

Da will ich mehr, nämlich, verlängern

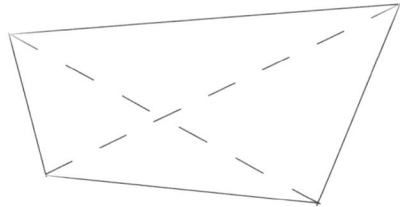

Strichliere von einer Ecke zur anderen Ecke. Damit unterteilst die Figur und gewinnst Dreiecke.

Vorrangregel, Klammerregel
Was kommt zuerst?

Punkt- * vor Strichrechnung, dann die Klammerrechnung
20 * 10 - 5 =

30 - 5 = 25

Winkel

Ein kleiner, spitzer Winkel ist größer als 0°.
Ein stumpfer Winkel ist größer als ein rechter Winkel.
Ein erhabener Winkel ist größer als ein gestreckter Winkel.

Besondere Lagen von Geraden

Zeiche eine parallele Linie im Abstand von 10 mm

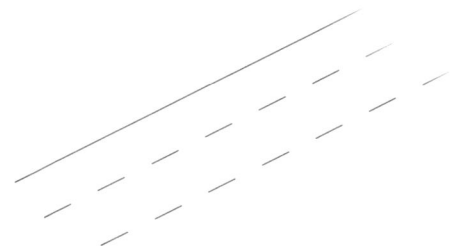

Miss den Normalabstand
von der Geraden zu den Punkten A, B

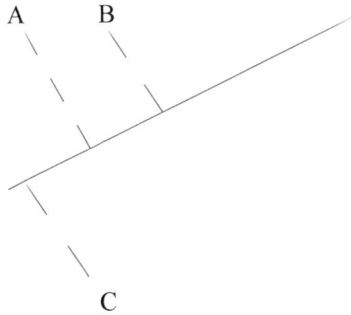

Dezimalzahlen

Jetzt will ich nach dem Komma (,) noch Zahlen
Wie bisher, nur Zahlen nach dem Komma. Macht
Sinne, wenn ich ein Haus, einen Kasten etc genau
berechnen muss.

35,3
76,2

Uhrzeit

Eine Stunde hat 60 Minuten
30 Minuten sind eine halbe Stunde
15 Munten sind eine viertel Stunde

7: 30 Uhr Abfahrt
8: 00 Uhr Ankunft
Summe:
30 Minuten Fahrtzeit oder eine halbe Stunde

Flächen, die sich aus Rechtecken zusammen-setzen

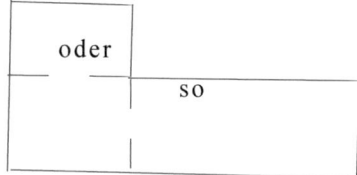

Jetzt will mehr! Einfach Linien verlängern.
Fläche, Umfang berechnen
Maßeinheiten: mm, cm, dm, m, km

30 E =

Bruchrechnen, Dividier-, Verhältniszahlen

Jetzt will ich mehr

Ordne die Brüche der Größe nach
$1/3$ $2/3$
$3/8$ $1/8$
$7/8$ $5/8$

Jetzt will ich weniger, bitte ordnen
$2/3$ $1/3$
$3/8$ $1/8$
$5/8$ $7/8$

Wandle Bruchzahlen in Dezimahlzahlen
$1/3$ = 33,3
100:3 = 33,3

Prozentzahlen oder 100er Zahlen

Jetzt will ich mehr
$½$ = 50 %
100: 2 = 50

Jetzt will ich weniger
$¼$ = 25 %
100: 4 = 25

Geodreieck, Koordinaten,

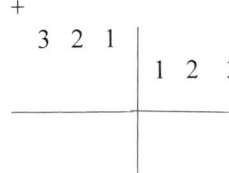

Finde den Punkt +1, +2

Satz von Pythagoras

gilt nur im rechtwinkeligen Dreieck und besagt, dass die längere Seite, also, c zum Quadrat^2 die Summe der anderen Seiten, also a^2+b^2 ergibt.

Deshalb ergeben 4*4 Kugelknäuel (aus Papier) = 16 = = a^2+b^2

a^2+b^2 = c^2
a^2 = c^2-b^2
b^2 = c^2-a^2

Ein Rechteck, ein Bett bestehen aus zwei rechtwinkeligen Dreiecke. Was können wir berechen?

Körperberechnung, Volumen

Volumen = a*b*h

Kreis

Umfang = 2r + π
Fläche = r^2*π

Zylinder
Volumen = r^2*π*h
h = Höhe

Was ist eine Welle?

Für die

- Schifffahrt,
- Flugfahrt und die
- Elektronik

ist das Wissen über den Bernoullieffekt und die Auswirkung der Welle lebensnotwendig.

Streicht etwas Wind über das Wasser, so kräuselt sich das. Aufgrund des Bernoulli-Effekts führt dies zu einer etwas höheren Welle.
Wenn bewegte Luft oder Strömung auf ein Hindernis trifft, dann bewegt sich die Luft oder die Strömung schneller. Die Luft oder die Strömung wird schneller, der Luftdruck nimmt ab. Dadurch wird die Welle nach oben gezogen und etwas höher. Diese Welle führt dazu, das noch mehr Wasser nach oben gesaugt wird.
Es entsteht ein Sog nach oben.

Das passiert auch bei einem Flugzeug, denn die Luftströmung trifft auf ein Hindernis, den Flugzeugflügel. Die Luftströmung wird schneller, der Luftdruck nimmt ab. Dadurch wird die Luftströmung nach oben gezogen, da ein Sog nach oben entsteht.
Das Flugzeug wird nach oben gesaugt und fliegt, auch wenn es tonnenschwer ist. Damit genügend Druck am Flugzeugflügel entsteht ist er vorne et-

was stärker und damit hinten keine Störungen, Wirbel auftreten spitz.

Das hat auch Kaplan erkannt und die Kaplanturbine für Schiffe, Flugzeuge, Windräder und Wasserräder, erfunden.

Sog ∧∧ nach oben

>
>
>

Der Wasserstand kann auch durch extreme Stürme oder Seebeben nach oben gezogen werden. Kommt es zu einem Seebeben wird der Meeres spiegel gehoben oder gesenkt. Obwohl es an der Wasseroberfläche nur zu geringen Veränderungen kommt, breitet sich die Strömug mit 800 km/h aus.

Wenn in der Küstennähe die Wassertiefe abnimmt, dann sinkt zwar die Geschwindigkeit aber die Wasserhöhe nimmt zu. Dieses Phänomen nennt man Tsunami. Dabei steigt der Wasserspiegel mit rund 30 km/h.

Wenn sich zwei Wellen mit 14 Meter Höhe treffen, die auch herkömlich entstanden sein können, dann addieren sich beide Höhen.

Elektronenfeld, Quantenmechanik

Atom   Elektron

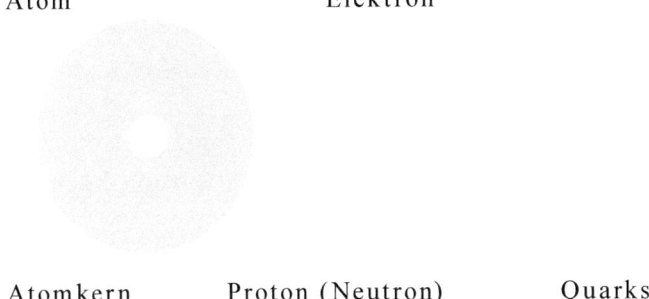

Atomkern   Proton (Neutron)   Quarks

Magnetische Felder im Universum sind Wellen, die sich kräuseln und schaukeln. Diese Wellen im magnetischen Feld nennen wir Licht.

Magnetisches Feld oder Kraftlinien

Induktion: Durch Spule A wird Strom (Kraft) zu der größeren Spule B geschickt. Die Nadel (Materie), die sich bei Spule B befindet, beginnt sich zu bewegen. Das Feld (die Kraftlinien) sind real.

Quanten heißt Stückchen oder Klümpchen. Diese kleinen Stückchen nennen wir Photonen.
Die Wellen sind im Ozean die gleichen, wie in unserem Körper. Wir sind durch ein magnetisches Feld miteinander verbunden und aus den magnetischen Feldern gemacht.

Konzentrieren wie ein Weltmeister

Ob eine Wohnung groß oder klein ist, entscheiden wir selbst.

Der Wert eines Diamanten ist in Europa hoch, in der Wüste niedrig.
Der Wert von Wasser hingegen ist in der Wüste sehr hoch, der des Diamanten jedoch niedrig. Wie viel ein Diamant oder Wasser wert ist, bestimmen wir selbst.

Durch das Sortieren von positiven und negativen Emotionen ist ein Mensch Autoweltmeister geworden.

Viele Weltmeister haben Mathematik in sich, denn sie was wissen, was sie wollen, ob mehr oder weniger.

Checke genussvoll:

Schach und Ballspiele (Fußball, Volleyball) bestehen aus

- Plus, vorwärts
- Minus, rückwärts
- Null, der Platzhalter, Neutralität, Zustand
- Fragezeichen, ?, Fehlzug

Bewusstsein ist da,

wenn wir es menschlich gestalten.

Wohin schauen wir?

Für die griechischen Traktaten war Schönheit ein Abglanz Gottes.
Biologisch gesehen sind Schönheit, Sport einfach Zeichen für Ausdauer, folglich ein Zeichen für Lebensqualität und Lebensfähigkeit.

Wenn ich ausgeschlafen bin,

Licht spüre, werden Vitamin D, Östrogene, Testosteron angekurbelt, erfolgt Bewegung wie von selbst.

Diese Hormone bilden Ausdauer (Leidenschaft), Haar-, Knochen- und Muskelaufbau.

Warum:

Während wir laufen, arbeiten: wir für unsere Muskeln – und die Muskeln wiederum arbeiten für unsere Schönheit, sprich Ausdauer.

Bewusstsein ist Selbstorganisation

Morgens: Licht kurbelt die guten Hormone (das Serotonin) an, bewirkt Aufmerksamkeit und Ausgeglichenheit

Frühstück bei Sonnenlicht; und öffnen Sie Fenster oder Türen.
Es genügen fünf bis fünfzehn Minuten Licht, um das Vitamin D zu vermehren. Biomedizin, Selbstorganisation entstehen.

Abends: rotes Kerzenlicht heilt, keine aufreibende Filme, kein Internet etc.

Der einzige wissenschaftliche Jungbrunnen beginnt mit den fünf Schlafphasen. Sollte eine Schlafphase ausfallen, kein Problem. Für ein Kreativitätstraining", virtuelles Nickerchen oder einen Postschlaf während der Mittagspause haben die berühmtesten und mächtigsten Menschen: Zeit.

Schlafzimmer: Durch die Kälte ziehen sich die Zellen zusammen und in Folge entsteht Atmung.

Wohnraum: Das Paradies

Was bedeutet Wohntraum?
Wie wirken Bilder, die Farben, das Licht?
Wie wirkt ein Rhythmus?

Ideen

Kapitel 1

NEUROPHYSIK

Balance

Stimulanz   Dominanz

EMOTIONEN

wirken supraneuronal

Emotionen

Emotionen sind die Hauptdarsteller unserer Untersuchungen, weil ...

- Stimulanz, Dominanz und Balance die drei Dinge sind, die uns intelligenter machen
- sie eine Hormonkur (griechisch Antreiber) anregen;
- sie Ausdauer, Leidenschaft (griech. Östrogene) anregen;
- wir Taktik, Strategie der Dominanz zuordnen;
- Wissen und Anerkennung: Honorar bringen;
- in der Hypnose das Gehirn sogar „inaktiv" ist;
- durch Genuss, sprich Absichtslosigkeit, Energie entsteht;
- Partner und andere Bezugspersonen den stärksten Einfluss auf unsere Entscheidungen ausüben;
- an sich glauben und Kommunikation wichtige Faktoren für die Wirtschaft sind;
- gemäß der Spieltheorie alles ein Spiel ist, sogar Beziehungen, Straßenverkehr usw.;
- eine Plastikflöte mit einer „Story" auf der Versteigerungsplattform ebay mehr Umsatz bringt.

Viele Menschen gehen in die Natur, um sich wohlzufühlen, dabei spielt ein anderer Aspekt eine große Rolle; denn in der Natur finden wir die mittlere Schwingung, die ungeahnte Energie, die alles bewirkt.

Stille Wasser sind tief (ruhig). „Nichts ist weicher und nachgiebiger als Wasser – und dennoch gibt es nichts, das wie Wasser Starres und Hartes bezwingt", hat Laotse einmal gesagt. Das bedeutet: $E = m*c^2$.

Selbstorganisation

▲ *Stimulanz:*
Durch den offenen Geist, durch die richtige Spannung, sammeln wir Energie.

▲ *Dominanz:*
Hochbegabte sind Hirnbenützer, damit keine Grenzen im Kopf entstehen; und sie lassen sich ihre Ecken und Kanten nicht abschleifen. Warum? Auch das Gehirn folgt einem Kontrastprogramm, da es nicht alle Informationen aufnehmen kann. Also, wir sammeln Energie aus dem Kontrasprogramm, Tapetenwechsel; kennt jeder.

▲ *Balance:*
Wenn sich Gegensätze vermählen, dann entsteht Magie, sagen Künstler; Wechselwirkung sagen Erfinder, Transzendenz sagen Theologen, Coaches.

Zum Beispiel: Die Vermählung von Wasser und Feuer bewirkt den seidigen Glanz der Perle. Deshalb ist die Perle ein Symbol von zwei Werten, wie Mann, Frau, Geben und Nehmen, Balance, Durchlässigkeit etc.

Übung:
m = Perle
c^2 = Ausstrahlung von Wasser und Feuer (Licht)
* = Schwingung
$E = m*c^2$

Bewegung.Macht.Klug

Das Muskelgewebe ist genial und passt sich der Situation an.

Beanspruchte Muskelzellen stellen Proteine her, die im Tiermodell vor Stress etc. schützen, die Nervenzellen stärken sowie den Stoffwechsel und das Gehirn fördern.

Dadurch kann der Geist besser arbeiten und sich tatsächlich erholen.

Länger fit

Spüren wir den Frühling in der Nase?

Alles, was wir erleben: interpretieren oder erdichten wir, auch den Stress.

* Prinzip
Ein gesunder Stoffwechsel beugt Herz- und Kreislauferkrankungen vor. Der Nacktmull kann aufgrund des Stoffwechsels sogar 18 Minuten ohne Sauerstoff auskommen.

* Prinzip
Wer möchte ich sein? Der Placebo sind wir selbst. Wir sind, was wir glauben. Auch ein Konflikt ist das, woran wir glauben.

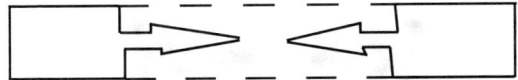

Warum funktioniert die Partitur?

Wenn die Musiker die Partitur (m) kennen, kann der Dirigent mit ihnen üben $(c^2) = E$.

Dirgenten haben eine hohe Lebenserwartung, da sie den Körper mit Musik bespielen.

▲ Stimulanztyp: hat das Bewusstsein, die Freude
▲ Dominanztyp: hat die Schwingung, Richtung
▲ Balancetyp: bewirkt die Liebe aus der Ruhe

Musik vereint die Energie, die ist, und die Energie, (Pausen oder Intervallen), die nicht sind.

Ideen

Musik

wirkt doppelt erklärend, indem sie den Glauben an uns stärkt und die Stimmung vorhersagt.

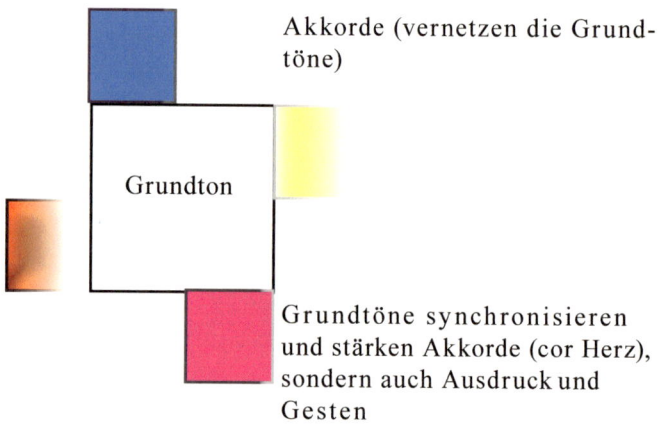

Akkorde (vernetzen die Grund-töne)

Grundton

Grundtöne synchronisieren und stärken Akkorde (cor Herz), sondern auch Ausdruck und Gesten

Mit den Neurontransmittern, den Botenstoffen ist es ähnlich wie mit den Akkorden, es gibt Kotransmitter, welche die Übertragung verstärken können.

Pssst und knister, knister: Unser Gehirn macht liebend gerne Platz für neue, starke, frische Leitungen.

Eine Geschichte hilft

Die teuersten Bilder der Welt, wie die Mona Lisa, bewirken
die 3 G

- Glimmer („Gib mir einen Tipp. Sag mir was.")
- Glaubwürdigkeit
- Gelassneheit

Wenn ich an eine schwierige Kommunikation denke, dann verwende ich einen Apfel als Metapher für ein Produkt, um zu überlegen, wie ich den Apfel darstellen, präsentieren und teilen werde.

Denn durch Geschmack und Assoziationen, sprich durch die Magie (will heißen Mehrdeutigkeit) der Früchte, öffnen sich neue Fenster der Kommunikation, der Energie.
Deshalb bevorzugen die Leute Mode, um ihre Persönlichkeit zu unterstreichen, gemeint ist Magie.
Künstler sind Magier.

Anstelle des Apfels stelle ich ...

Zum Beispiel kann ich zu einem Berg, einem See oder ans Meer fahren.
Denn durch Geschmack und Assoziation, also durch die Magie der Landschaft, öffnen sich neue Fenster der Kommunikation.

Anstelle des Berges stelle ich ...

Animal Spirit

Sitting kills, wussten schon die alten Griechen. Bereits Platon wanderte mit Akademos im Hain, um Gehirn und Glück zu schärfen, und schaffte so das Fundament des Denkens.

Akademos würde sich wundern, wenn er wüsste, dass die Stätten der Wissenschaft seinen Namen tragen.

Im Tierreich dient die Bewegung als Beleg für die Partnerschaft und Intelligenz.

Geniale Hormonkur und Biomedizin

▲ Stimulanz: Botenstoffe beeinflussen Neugierde, Interesse

▲ Das Testosteron (dient zur Unterstützung der Knochen und Muskeln) wird der Dominanz zugeordnet.

▲ Das Oxytocin, das Treue- oder Kuschelhormon, trägt zur Wundheilung bei und wird der Balance zugeordnet.

Stimulanz: Top Trainer trainieren die besten
Fußballmannschaften der Welt, solange
sie das Feuer der Aufmerksamkeit, die
Kraft und die Pausen weitergeben können.

Test: Wie soll es sich anfühlen ..?
Jammere ein Bisschen los, schreibe es auf oder
erzähl es jedem.

Dominanz: Im Fußball und in der Kommunikation
können die vorhandenen PS durch
Konter auf die Straße gebracht werden.
Deshalb muss die Verteidigung auf dem
Spielfeld und in der Kommunikation klar
sein, um eine Antwort zu geben.

Test: Wie soll es sich anfühlen ..?
Jammere einige Minuten los, schreibe es auf oder
erzähl es jedem.

Balance: In der Kommunikation und im Fußball trainieren die Spieler das Konter-
und das Defensivspiel, um auf Nachteile
reagieren zu können.
Dadurch entstehen keine Notkomparsen.

Test: Wie soll es sich anfühlen ..?
Jammere einige Minuten los, schreibe es auf oder
erzähl es jedem:

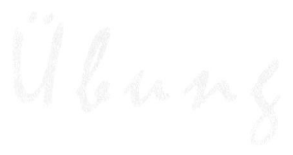

Stimulanz:
- Die englische Sprache hilft uns weiter: „give me a glimmer or a shimmer", heißt, gib mit einen Tipp.
- Fragen verbessern und heben die Kommunikation

Test: Wie soll es sich anfühlen ..?
Schreibe es auf oder erzähl es ...

Dominanz:
Die Menschen haben Wahrhaftigkeit, Weisheit. Wenn Du das Wesentliche, die Wahrhaftigkeit erkennst, dann hast Du es schon geschafft. Wenn Du an Dich glaubst, ist es leicht.

Test: Wie soll es sich anfühlen ..?
Schreibe es auf oder erzähl es ...

Balance:
ist die Ernte, die Zeiterfüllung. Ich kehre in meine Seele, denn der Tag war gut.
Das ist Dankbarkeit.

Test: Wie soll es sich anfühlen ..?
Schreibe es auf oder erzähl es ...

Gefühlsmäßige Integration: Heart-Streaming

Unter Stress vermindern sich nicht nur die Sinne, sie können auch komplett ausgeschaltet sein.

So schmeckt das Paradies.

- ▲ Stimulanz: sehen
- ▲ Dominanz: riechen
- ▲ Balance: schmecken

So bewegt sich das Paradies:

- ▲ Stimulanz: knipsen
- ▲ Dominanz: knistern
- ▲ Balance: kooperieren

Aus der Beobachtung von Naturereignissen zogen chinesische und europäische Ärzte Schlüsse auf den menschlichen Organismus. Bereits Platon und Aristoteles berichteten über die heilende Kraft der Naturelemente Erde, Feuer, Wasser und Luft.

Ursprung der Sprache, der Kunst und der Zeit

Stimulanz: Wenn die Sonne lacht, kann ich auch lachen. Licht verschafft Durchblick und Feuer reinigt.

Wasser ist flexibel, es passt sich jedem Gefäß an und ist in der freien Natur stärker als Stein.

Dominanz: Wenn der Baum wächst, kann ich auch wachsen. Das Metall in der Erde symbolisiert den Glauben und sondert Wasser ab.

Balance: Der Fluss des Geschehens besteht aus Wertepaaren: Geben und Nehmen, Tun und Verzeihen, Körper und Geist.

Wer den Winter nicht liebt,
kann den Sommer nicht begrüßen.

Natur bringt Schwung

Der Pfau hat sich der Natur nie angepasst und lebt trotzdem, weil das Produkterlebnis passt. Sein Federkleid bringt Gleichklang und Harmonie in die Kommunikation. Arroganz und hohe Preise werden im Verkauf bewusst eingesetzt, wenn der Kunde einer Gruppe zugehören möchte.

Die Informationen sind da, wenn ich sie menschlich gestalte.

Raster macht Zaster	Stimulanz	Dominanz	Balance
	Sonne, Licht	Baum	Erde
	Freude, Durchblick	Schwingung, Richtung	Durchlässigkeit
Stil	Wer zeichnet lernt spielerisch	zuerst an sich selbst glauben	Wissenschaft, Theorie
Kommunikation	Spiel	Glaubwürdigkeit	Sicherheit, Geborgenheit
Kapital (Wert)	Forschung	Kostenrechnung	Bildung ist ein Friedensmittel
Zeit, Kosten, Ort			

Das Schicksal mischt die Karten,
wir spielen die Karten.

Arthur Schopenhauer

Kapitel 2

NEUROPHYSIK

Balance

Stimulanz   Dominanz

Emotionen

Rapid learning

Natürlich glücklich

In der Natur
Licht (Stimulanz)

Zellerneuerung: Das Licht steuert die Jahreszeiten, die Ernte, unseren Rhythmus und Tag und Nacht. Das blaue Licht in der Früh macht unsere Zellen frisch und munter. Die Kälte zieht das Blut nach innen, damit der Körper regenerieren kann.

Im Frühling gibt es nichts Schöneres als die ersten milden Sonnenstrahlen und die ersten Läufe über die feuchte Erde. *Ein Gefühl wie Sommer wünschen wir uns herbei und tragen Sehnsucht nach Sonne im Herzen.*

Wer „Sommer" sagt, der sagt auch: Kirschen, Beeren und Strandsandalen.

Und weil Laufen hungrig macht, sollten wir wissen, was wir essen. Denn mit der richtigen Wahl holen wir uns die nötige Energie zurück und vielleicht eine geschmackliche Überraschung. Das gewisse angenehme Kribbeln geht um, unsere Körpersäfte kommen in Wallung. Es ist wohl kein Zufall, dass der 21. Juni der Tag des Johannestriebes ist.

Wenn die Sonne lacht, dann wird der Körper dazu angeregt, stimmungsaufhellende Hormone zu erzeugen. Genauso können wir bei einem offenen Feuer stundenlang in gemütlicher Runde verweilen. Die Glut des Feuers bringt uns in harmonische Stimmung.

Lebensrhythmus allein mobilisiert Kraft. Sollte diese Bewegung Laufen (oder Rumba, Samba, Ginga) sein, so kann sie dem Element Wasser zugeordnet werden.

Muskeln garantieren eine gute Durchblutung und einen stählernen Körper. Weich und trippelnd koordinieren die Faszien den ersten Schritt – wie die sanften Wellen der Liebe und des Meeres.

Luft nährt das Feuer

Luft durchdringt das Wasser und belebt es. Luft, also Sauerstoff, wird durch Bäume und Pflanzen erzeugt. Luft sehen wir nicht, schmecken wir nicht, hören wir nicht. Luft ist Leben. Ohne Luft gibt es kein Feuer. Durch die Atmung verteilen wir die Energie in alle Bereiche unseres Körpers.

„Die Kombination von Ideen oder Taktik ist immer eine Innovation", hat Schumpeter im erweiterten Sinne gesagt.

Wasser ist ein Informationsträger

Wasser gleicht dem Geist oder gar der Seele. Viele Menschen nehmen einen laut plätschernden Bach – obgleich er so laut wie Straßenlärm sein kann – als beruhigend wahr.

Wasser passt sich der Geschwindigkeit der Umgebung an und Wasser löscht Feuer. Es ist flexibel, leicht und fest zugleich; es passt sich jeder Situation an und ist stärker als jeder Stein. Wasser ist Leben. Es gab einmal Menschen, die über Müdigkeit klagten. Was ist zu tun?

Der Meister des Wassers übt die heitere Gelassenheit. Der Atem wird gelassen und ruhig wie die Oberfläche eines Sees. Der tief heilende Gedanke des Wassers bedeutet: fließen, träumen, fühlen, authentisch sein, Potenzial aufbauen.

Baum (Dominanz)

Bäume werden stärker, wenn sie dem Wind ausgesetzt sind. (asiatische Weisheit)

▲ Licht und Wasser bringen die Bäume und Blumen zum Blühen. Jede Pflanze strebt zum Licht, um daran zu wachsen. Auch Entscheidungen setzen sich aus einem Profil (Baumstamm) und Alternativen (Ästen) zusammen.

▲ Wenn wir die Eigenschwingung in der Atmung entdecken, dann können wir jedes kleine Feuer in uns zu einer großen Begeisterung wachsen lassen.

▲ Alles hat seine Zeit. Doch anstelle des Grübelns oder Zweifelns möchte ich lieber an die Lyrik denken. Das spirituelle Licht beginnt beispielsweise mit Musik richtig zu leuchten.

Nur der betet gut, der von Herzen liebt – den Menschen, den Vogel und das Tier. (Tok Tokkie)

Erde (Balance)

„Unser Immunsystem ist so stark wie unsere Psyche", hat Mario Capecchi, Nobelpreisträger für Physiologie oder Medizin (2007), einmal gesagt.

Würze verteilt die Nahrungsenergie im gesamten Körper. Deshalb ist beispielsweise Curry eine Mischung aus bis zu 36 verschiedenen Gewürzen – wie zum Beispiel Senf, Pfeffer, Kardamom, Ingwer und Nelken …

„Chilenin" is Partytime: Warum ist Chili scharf? Verantwortlich dafür ist das Capsaicin. Es fördert die Ausschüttung der Glückshormone der Führungskräfte und aktiviert die Fettverbrennung.

Für mehr Konzentration: Her mit dem Frühstücksei! In ihm steckt der Nervenbotenstoff Cholin. Und dieser hilft uns dabei, uns besser konzentrieren zu können.

Kann man die Haut „beerenstark" machen? Ja, und zwar mit Paprika, Zwetschken, Äpfeln und Beeren. Salat und Beeren haben „null Kalorien" und bringen Energie.

Erdverbundene Menschen lieben die Geselligkeit und sind schnell überall zu Hause. Der Meister der Erde gibt den Menschen Leben, Halt und Kraft für ihre Wurzeln. Kräuter sind und waren immer wertvoll, weil sie die Grundlage für Medizin und Leben bilden. Deshalb behebt der Meister der Erde Energiemangel und Energieblockaden durch würzige Speisen.

Was wir von Animal Spirit lernen können

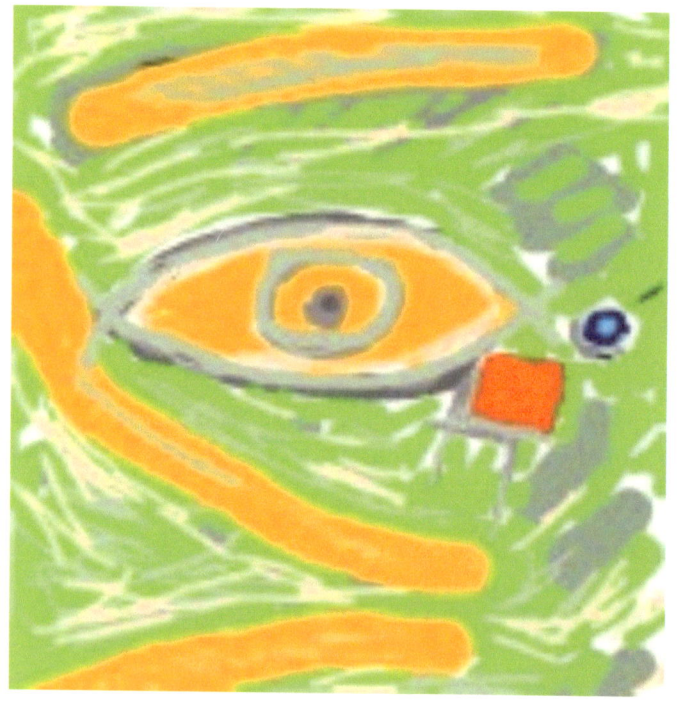

Eye of the cat

Tiere haben eines, Aufmerksamkeit.

Zusammenfassung:

Genuss (Absichtslosigkeit, stille Liebe)

Kooperieren

Balance: Erde

Stimulanz: Licht   Dominanz: Baum

Knipsen   *Knistern*

Neu (!) bewirkt Energie,   *Richtung*
Spielfreude im Sport,   *Alte Informationen*
Klarheit   *sind schwer zu löschen.*

Farben   *Bewegung, Rhythmus*

Formen   *Glaube an uns*

Energie ist gleichbleibend oder isomorph, wie Auf- und Grundriss, Noten und Musik.

Seal the deal

1. Mathematik, Physik bestehen aus mehr oder weniger. Das ist die Weisheit der Weltmeister.

2. Der einzige wissenschaftliche Jungbrunnen ist der Schlaf. „Die höchste Kraft schläft in der Stille."

3. Merkfähigkeit und Konzentration sind mit einer athletischen Ausbildung vergleichbar.

4. Jede Bewegung bringt was.

5. Die drei Emotionen aus Stimulanz, Dominanz und Balance machen intelligenter.

6. Dirigenten zählen zu den Menschen mit der höchsten Lebenserwartung. Schwingung verströmt Energie und reduziert Unnötiges.

7. Was das Gehirn nicht mag, ist Komplexität.

8. Viele Kräfte entstehen aus Ruhe, Genussfähigkeit, Zeiterfüllung. $E = m*c^2$

9. Die 3 k für schnelles Denken, schnelle Energie:

    *   knipsen (fotografier Dich ans Ziel)
    *   knistern
    *   kooperieren

10. Wer an sich glaubt, tut sich leichter.

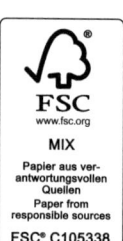

Wer den Blick hebt,

sieht mehr.